BEI GRIN MACHT SICH IHR WISSEN BEZAHLT

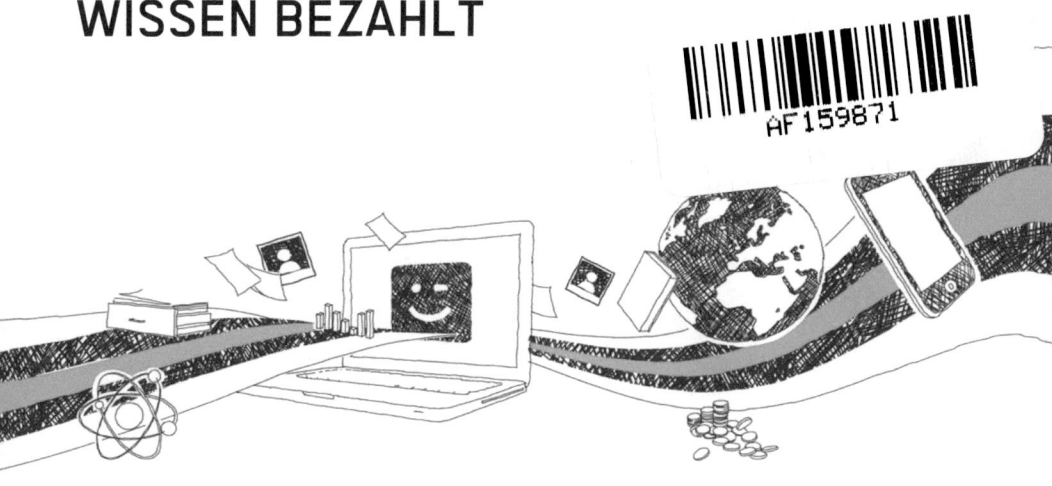

- Wir veröffentlichen Ihre Hausarbeit, Bachelor- und Masterarbeit

- Ihr eigenes eBook und Buch - weltweit in allen wichtigen Shops

- Verdienen Sie an jedem Verkauf

Jetzt bei www.GRIN.com hochladen und kostenlos publizieren

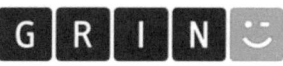

Bibliografische Information der Deutschen Nationalbibliothek:

Die Deutsche Bibliothek verzeichnet diese Publikation in der Deutschen Nationalbibliografie; detaillierte bibliografische Daten sind im Internet über http://dnb.d-nb.de/ abrufbar.

Dieses Werk sowie alle darin enthaltenen einzelnen Beiträge und Abbildungen sind urheberrechtlich geschützt. Jede Verwertung, die nicht ausdrücklich vom Urheberrechtsschutz zugelassen ist, bedarf der vorherigen Zustimmung des Verlages. Das gilt insbesondere für Vervielfältigungen, Bearbeitungen, Übersetzungen, Mikroverfilmungen, Auswertungen durch Datenbanken und für die Einspeicherung und Verarbeitung in elektronische Systeme. Alle Rechte, auch die des auszugsweisen Nachdrucks, der fotomechanischen Wiedergabe (einschließlich Mikrokopie) sowie der Auswertung durch Datenbanken oder ähnliche Einrichtungen, vorbehalten.

Impressum:

Copyright © 2015 GRIN Verlag, Open Publishing GmbH
Druck und Bindung: Books on Demand GmbH, Norderstedt Germany
ISBN: 978-3-668-16241-9

Dieses Buch bei GRIN:

http://www.grin.com/de/e-book/316431/das-tourette-syndrom-geschichtlicher-hintergrund-merkmale-aetiologie

Victoria Klamp

Das Tourette-Syndrom. Geschichtlicher Hintergrund, Merkmale, Ätiologie und der sprachwissenschaftliche Aspekt

GRIN Verlag

GRIN - Your knowledge has value

Der GRIN Verlag publiziert seit 1998 wissenschaftliche Arbeiten von Studenten, Hochschullehrern und anderen Akademikern als eBook und gedrucktes Buch. Die Verlagswebsite www.grin.com ist die ideale Plattform zur Veröffentlichung von Hausarbeiten, Abschlussarbeiten, wissenschaftlichen Aufsätzen, Dissertationen und Fachbüchern.

Besuchen Sie uns im Internet:

http://www.grin.com/

http://www.facebook.com/grincom

http://www.twitter.com/grin_com

Inhaltsverzeichnis

1. Einleitung 1
2. Das Tourette-Syndrom 2
   2.1. Geschichtlicher Hintergrund 2
   2.2. Merkmale 3
      2.2.1. Motorische Tics 4
      2.2.2. Vokale Tics 5
      2.2.3. Zwangsstörungen 5
      2.2.4. Hyperkinetisches Syndrom 6
   2.3. Ätiologie 7
   2.4. Sprachwissenschaftlicher Aspekt 9
3. Fazit 11
Literaturverzeichnis 12

1. Einleitung

Als eine gemeinhin bekannte Krankheitsbezeichnung leidet das Tourette-Syndrom häufig unter einer Klischeevorstellung, die durch die Uninformiertheit vieler Menschen über die eigentlichen Ausmaße dieser Erkrankung zustande kommt. Schätzungen der Deutschen Gesellschaft für Neurologie (DGN) zufolge litten im Jahr 2012 300.000 bis 500.000 Menschen in Deutschland unter dieser Krankheit, von denen die wenigsten „Obszönitäten schreiend" (Kostarellos 2015: 3) durch die Gegend laufen (Podbregar, 2012). Weltweit liegt der Annäherungswert bei 0,05-3 %, jedoch ist es nahezu unmöglich genaue Zahlen zu nennen, da bei vielen Betroffenen noch keine Diagnose gestellt worden ist (Rothenberger et al. 2001, zit. nach Viert, T. 2005: S. 10). Es hat auch nicht jeder, am Tourette-Syndrom Erkrankte, automatisch sichtbare Zuckungen. Auch fällt die Krankheit, entgegen der landläufigen Meinung vieler Menschen, nicht in den Bereich der psychischen Erkrankungen (Kostarellos 2015: 4). Diese Missverständnisse führen dazu, dass Tourette-Kranke oftmals ausgegrenzt werden und ihnen mit Unverständnis begegnet wird. Das wiederum ist eine ganz natürliche Reaktion eines unwissenden Menschen auf etwas Unbekanntes, nicht regelkonformes und vor allem nicht den konventionellen Erwartungen entsprechendes. Die Abweichung von der Norm und das Ausbrechen aus einer allgemeingültigen Moralvorstellung macht Nicht-Betroffenen Angst und das Unwissen eben dieser Menschen führt zu einer Stigmatisierung der Tourette-Kranken in vielen Lebensbereichen (Viert 2005: 44f.).

Aufgrund dieses, noch nicht ausreichend gedeckten, Bedarfs an Information über das Tourette-Syndrom werden im Folgenden, nach einer Definition des Begriffs, der historische Hintergrund, die der Krankheit zugehörigen Merkmale und ätiologische Annahmen erläutert. Abschließend soll noch auf einen Teil des sprachwissenschaftlichen Aspekts dieser Erkrankung eingegangen werden.

2. Das Tourette-Syndrom

Der französische Arzt Georges Albert Édouard Brutus Gilles de la Tourette ist der Namensgeber für das Gilles de la Tourette-Syndrom (kurz: Tourette-Syndrom, Tourette oder TS). Es handelt sich hierbei um eine neuropsychiatrische Erkrankung, dessen Leitsymptom die sogenannten Tics sind. Dies sind Bewegungen bzw. Laute, die unwillkürlich, schnell, plötzlich einschießend und sogar im Schlaf auftreten (Joseph et al. 2002a, zit. nach Viert, T. 2005: S. 10). Häufig sind diese aber gar nicht unwillkürlich, denn bei einigen Tourette-Kranken (Tourettern) stellt sich kurz bevor es zu dem jeweiligen Tic kommt ein Anspannungsgefühl ein, z.b. ein Brennen im Auge vor dem Augenblinzeln. Dadurch ist es für manche Touretter möglich Tics zu unterdrücken (Viert 2005: 10).

In der ICD-10, der internationalen Klassifikation der Krankheiten, fällt das Tourette-Syndrom unter die Kategorie der Verhaltensstörungen und im DSM-5, dem englischen diagnostischen und statistischen Leitfaden psychischer Störungen, wird es als Entwicklungsstörung des Nervensystems klassifiziert (Kostarellos 2015: 5).

Das Tourette-Syndrom ist zwar eine chronische Erkrankung, aber das muss nicht heißen, dass sie lebenslang besteht (Wittmann 2001: 18). Es kommt oft vor, dass die Symptome nach 8-10 Jahren nachlassen oder ganz verschwinden (Rothenberger 1991, zit. nach Wittmann, M. 2001, S. 18).

2.1. Geschichtlicher Hintergrund

Die Symptome des Tourette-Syndroms fanden zum ersten Mal vor ca. 2000 Jahren bei dem griechischen Gelehrten, Arzt und Hippokrates-Schüler Aretios von Kappadokien Erwähnung. Dieser schilderte damals „ ...Fälle von Zuckungen, Grimassenschneiden, Gebell, plötzlichen Flüchen und unvermittelten blasphemischen Äußerungen... " (Hartung 1995, zit. nach Wittmann, M. 2001: S. 3). Da er keine wissenschaftliche Erklärung für diese Phänomene hatte, schob er es auf „den Einfluß [sic!] der Götter" oder er nannte es „Wahnsinn" (Hartung 1995, zit. nach ebd.: 3).

Etwa 70 bis 140 n. Chr. schrieb der römische Biograph und Geschichtsschreiber Gaius Suetonius Tranquillus über den römischen Imperator Claudius:

> "Claudius besaß eine gewisse würdevolle Erscheinung, die sich am ehesten dann zu seinem Vorteil zeigte, wenn er saß oder stand und keine Gefühlsregung zeigte. Denn, obwohl er groß, gut gebaut und ansehnlich war, sowie einen feingeschnittenen Kopf mit weißem Haar und einen schönen Nacken besaß, stolperte und wackelte er, wenn er ging, wohl wegen der Schwäche seiner Knie. Wenn er durch das Spiel oder das ernsthafte Geschäft erregt war, hatte er einige unangenehme Merkmale aufzuweisen. Es handelte sich dabei um unkontrolliertes Lachen, Speichelfluß [sic!] im Bereich des Mundes, eine 'laufende Nase', Stammeln und anhaltende nervöse Tics. Diese nahmen unter emotionaler Belastung so stark zu, daß [sic!] sein Kopf von einer Seite zur anderen flog" (Rothenberger 1991, zit. nach Wittmann, M. 2001: S. 3).

Das eigentliche Tourette-Syndrom wurde das erste Mal 1825 vom französischen Neurologen Jaques Itard beschrieben, dessen adlige Patientin, die Marquise de Dampierre, unter vokalen wie auch motorischen Tics litt (Rothenberger 1991, zit. nach ebd.: 4). Dieser Fallbericht fand wenig Beachtung bis Georges Gilles de la Tourette ihn 1885 in seiner Beschreibung von „neun Patienten, die seit ihrer Kindheit von Tics in Form von unkontrollierbaren Lauten und Worten betroffen waren" (Chowdhury 2009: 11), wieder aufgriff. Obwohl die Ärzte damals einen psychologischen Ursprung vermuteten, war Gilles de la Tourette der Annahme, die Krankheit sei erblich. Heute geht man davon aus, dass das Tourette-Syndrom eine, der genetischen Vererbung zugrundeliegende, Krankheit mit vielen, sich unterschiedlich manifestierenden, Symptomen ist (ebd.: 11).

2.2. Merkmale

Das Tourette-Syndrom kennzeichnen die verschiedensten motorischen und/oder vokalen Tics. Rothenberger (1991, zit. nach Kostarellos, C. 2015, S. 5) erklärt das Phänomen der Tics wie folgt:

> „Tics treten als unwillkürliche Bewegungen und/oder vokale/verbale Äußerungen auf, bei denen funktionell zusammenhängende Skelettmuskelgruppen eines Körperbereichs oder mehrerer Körperbereiche gleichzeitig bzw. nacheinander beteiligt sind. Die Tics sind plötzlich einschießend, kurzdauernd, unerwartet, stereotyp wiederkehrend; in der Intensität, Häufigkeit und Art schwanken sie und erscheinen in zeitlich unregelmäßiger Folge. Sie dienen keinem willentlich vorbestimmten Zweck, obwohl sie die Muskelgruppen in ihrer normalen Funktion benutzen (z.B. beim Kopfschüttel-Tic). Die Tics können manchmal über längere Zeit stabil bleiben. Sie lassen unter nicht-angstbesetzter Ablenkung und Konzentration nach, interferieren kaum mit intendierten Bewegungen (werden z.B. beim Schreiben ganz unterdrückt oder auf dabei nicht beteiligte Muskelgruppen 'umgeleitet'), können möglicherweise auch während des Schlafes auftreten und nehmen unter emotionaler Anspannung zu. Tics können willkürlich für Minuten bis Stunden unterdrückt werden. Sie zeigen sich fast durchweg zuerst (und am häufigsten) proximal und später (und seltener) im distalen Körperbereich." (Rothenberger 1991, zit. nach ebd.: 5)

Außerdem leiden fast alle Touretter unter weiteren Störungen, wie Schwierigkeiten mit der Impulskontrolle, Lernschwierigkeiten, Ängstlichkeit, Schlafstörungen, Depressivität, Stottern oder autistische Verhaltensweisen (Wittmann 2001: 21). Am häufigsten treten bei Tourette-

Kranken die Zwangsstörung und das Hyperkinetische Syndrom als Begleiterkrankungen auf (ebd.: 22), auf die in Kapitel 2.2.3. und 2.2.4. eingegangen wird.

2.2.1. Motorische Tics

Die motorischen Tics werden hinsichtlich ihrer Komplexität nochmal aufgeteilt:

Einfache motorische Tics	Komplexe motorische Tics
Augenzwinkern, -blinzeln oder -rollen	Hüpfen, Springen
Grimassieren (Mundaufreißen, Stirnrunzeln u.a.)	Klatschen, Klopfen
Zähneklappern	Um sich selbst drehen, Stampfen
Kopfschütteln oder -nicken	Touching: Objekte, Personen oder sich selbst berühren
Schulterzucken	Kratzen, Beißen, Schlagen
Arm-/Beinbewegungen	Echopraxie: Nachahmen von Bewegungen, Handlungen anderer Personen
Bauchbewegungen	Kopropraxie: Bewegungen mit obszönen Inhalten, Nesteln an Geschlechtsteilen etc.
Zwerchfelltics	
Rumpfbewegungen	

(Quelle: Rothenberger et al. 2003, zit. nach Viert, T. 2005: S. 16)

Die einfachen motorischen Tics laufen rasch, plötzlich einschießend und nicht-zweckgerichtet ab. Das Mundaufreißen z.B. kann auch mit Schmerzen verbunden sein. Die komplexen motorischen Tics hingegen passieren langsamer und sind scheinbar zweckgerichtet, z.B. das Berühren von Gegenständen (Rothenberger 1991, zit. nach Viert, T. 2005: S. 16f.).

Die meisten Touretter schaffen es diese Tics in die Bewegungen ihres Alltags einzubauen, sodass sie nicht mehr so stark auffallen (Viert 2005: 17).

2.2.2. Vokale Tics

Die vokalen Tics werden ebenso wie die motorischen Tics nochmal unterteilt:

Einfache vokale Tics	Komplexe vokale Tics
Räuspern	Palilalie: Wiederholen eigener Wörter, Sätze
Hüsteln	Echolalie: Nachahmen von Wörtern, Sätzen anderer Personen
Schnäuzen, Schniefen	Koprolalie: Ausstoßen obszöner, sozial unannehmbarer Worte/Sätze
Spucken	
Summen, Pfeifen	
Ausstoßen von Tier- oder anderen Lauten	
Ausstoßen von Schreien	

(Quelle: Rothenberger et al. 2003, zit. nach Viert, T. 2005: S. 17)

Bei den einfachen vokalen Tics handelt es sich um das Ausstoßen sinnloser Laute oder Geräusche. Den komplexen vokalen Tics liegen meist Bedeutungen zugrunde, wie z.b. in folgendem Satz: „Wau – oh ja – oh Mann, jetzt hast du`s gesagt – jupp, das ist es – aber aber aber ... - richtig, richtig ... - ach ja, ach ja, ach ja ..." (Rothenberger 1991, zit. nach ebd.: 17).

2.2.3. Zwangsstörungen

Zu den am häufigsten vorkommenden Begleiterkrankungen des Tourette-Syndroms zählen Zwänge. Sie treten bei 40-60% aller Tourette-Kranken auf (Scholz et al. 2001, zit. nach Viert, T. 2001: S. 21). Sie treten in Form von Zwangsgedanken und/oder Zwangshandlungen in Erscheinung.

Die Zwangsgedanken sind gekennzeichnet von Angst vor Verschmutzung, Vergiftung oder Verseuchung. Außerdem drehen sich diese zwanghaften Gedanken um Ordnung, Genauigkeit, religiöse Inhalte oder, dass Angehörigen etwas zugestoßen sein könnte (Wittmann 2001: 23). Diese Gedanken müssen dann „immer und immer wieder gedacht werden" (Viert 2005: 21) und dabei ist es für die Tourette-Kranken sehr schwer sich auf etwas anderes zu konzentrieren (Joseph et al. 2002b, zit. nach Viert, T. 2005: S. 21).

Zwangshandlungen zeichnen sich durch eine extreme Neigung, Ordnung zu halten, ständiges Kontrollieren, z.B. ob der Herd noch an ist, und „ritualisierte Handlungen" aus (Viert 2005: 21). Auch Wiederholungs- und Sammelzwänge können als Begleitsymptom auftreten (Wittmann 2001: 23). Manchmal kommt es auch zu einem Zählzwang, bei dem der Betroffene z.B. von eins aufwärts vor sich hinzählt. Waschzwänge wiederum kommen eher seltener vor (Viert 2005: 21). Es kann auch zu einem Berührungszwang kommen, der dazu führt, dass eine bestimmte Handlung z.B. auf symmetrische Art und Weise ausgeführt werden muss, bis sich eine innere Zufriedenstellung durch das Erreichen von Perfektion eingestellt hat. Wenn sich, z.B. aufgrund äußerer Umstände, dieses Gefühl der Befriedigung nicht einstellt, kann es zu anderen, ein Ritual befolgenden, Handlungen kommen (Rothenberger 1995, zit. nach Wittmann, M. 2001: S. 24). Manche Zwangshandlungen können auch gefährlich sein, z.b. wenn „die Betroffenen den Drang verspüren mit Messern oder Feuer spielen zu müssen". Mit diesen können die Touretter erst aufhören wenn sich das bereits beschriebene Gefühl der Befriedigung einstellt (Hartung 1995, zit. nach Viert, T. 2005: S. 21). Dadurch kann es passieren, dass diese Handlungen sehr zeitaufwendig sind und den normalen Ablauf des Tages stören (Viert 2005: 21).

Rothenberger (1991, zit. nach Wittmann, M. 2001: S. 24) beschreibt das Verhältnis zwischen Tic und Zwang wie folgt:

"Die Zwangssymptomatik selbst hat keinen direkten Bezug zur Ausprägung der Tics. Allerdings gibt es einen indirekten Mechanismus. Wenn dem Patienten seine Zwangsmechanismen durch äußeren Einfluß [sic!] versagt bleiben oder ihm nicht in der Weise gelingen, wie er es sich zum Ziel gesetzt hat, so kann der Patient mit Tic-Störungen in einen emotionalen Aufruhr kommen, der seine Tics massiv verstärkt" (Rothenberger 1991, zit. nach ebd.: 24).

Die Zwänge treten bei Tourette-Kranken erst ein paar Jahre nachdem es erstmals zu motorischen und/oder vokalen Tics gekommen ist auf (Rothenberger 1996, zit. nach ebd.: 25).

2.2.4. Hyperkinetisches Syndrom

Das Hyperkinetische Syndrom kommt bei etwa 30-80% der, vom Tourette-Syndrom, betroffenen Personen vor (Klug 2003, zit. nach Viert, T. 2005: S. 20). Es wird durch eine

Aufmerksamkeitsstörung wie auch durch eine allgemeine motorische Hyperaktivität bestimmt. Äußerlich zeichnet es sich durch eine „motorische Unruhe, fahrige Bewegungen, impulsives Verhalten, nicht in adäquatem Zusammenhang stehende Äußerungen, diffuse Hyperaktivität oder dem Herumfingern und Berühren von Gegenständen" (Rothenberger 1991, zit. nach Wittmann, M. 2001: S. 28) aus.

Das aus der Aufmerksamkeitsstörung resultierende Aufmerksamkeitsdefizitsyndrom (kurz ADS) kann mit körperlicher Unruhe, ADHS (Aufmerksamkeitsdefizit/Hyperaktivitätsstörung) einhergehen. Hierbei kommen die Betroffenen kaum zur Ruhe und haben den Drang sich ständig zu bewegen bzw. zu handeln, bevor sie Zeit haben vorher darüber nachzudenken (Rothenberger 1991, zit. nach Viert, T. 2005: S. 20). In manchen Fällen kommt es im Zusammenhang mit ADS und ADHS auch zu einer mangelnden kognitiven oder emotionalen Impulskontrolle. Ein Beispiel für die mangelnde kognitive Impulskontrolle ist flüchtiges und rasches Arbeiten. Die mangelnde emotionale Impulskontrolle zeigt sich häufig durch verbalen „Jähzorn" (Joseph et al. 2002b, zit. nach ebd.: 20).

Je schwerer die Tic-Störung ausfällt, desto wahrscheinlicher ist das Zusammenspiel mit einem ADS oder ADHS (Rothenberger 1996, zit. nach ebd.: 21). Bei solch einer Verbindung ist das Risiko für weitere „psychopathologische Auffälligkeiten", insbesondere für Schwierigkeiten mit der Impulskontrolle, Störungen des Schlafs oder Schwierigkeiten mit dem Lernen höher (Viert 2005: 21).

2.3. Ätiologie

Die genaue Ursache des Tourette-Syndroms ist noch weitgehend ungeklärt, wobei sich schon gezeigt hat, dass es sich um eine Erkrankung organischer Natur handelt und nicht um eine Störung psychosozialen Ursprungs (Scholz et al. 2001, zit. nach Viert, T. 2005: S. 25).

Es wird vermutet, dass u. a. die genetische Disposition eine der Ursachen ist, wenngleich noch kein verantwortliches Gen bzw. eine Gengruppe ausfindig gemacht wurde (Rothenberger 2001, zit. nach Wittmann, M. 2001: S. 56). Man nimmt an, dass die Wahrscheinlichkeit das Gen als Betroffener auf seine Kinder zu übertragen bei 50% liegt. Außerdem geht man davon aus, dass die unterschiedliche Manifestation der Symptome mit nichtgenetischen Faktoren und Wechselwirkungen des Gens bzw. der Gengruppe zusammenhängt. Darüber hinaus können auch Umwelteinflüsse wie Infektionen, Reifung oder Erziehung eine Rolle spielen (Rothenberger 1995, zit. nach ebd.: S. 56). Es kann sich also auch anstatt des Tourette-Syndroms eine Tic- oder Zwangserkrankung entwickeln (Müller-Vahl et al. 1997, zit. nach ebd.: 56). Noch offen ist, ob andere, die Psychiatrie betreffende, Erkrankungen wie Depression, Sucht oder Angst durch dieses Gen in Erscheinung treten (Müller-Vahl et al. 1997, zit. nach ebd.: 56). Da es, aus bisher ungeklärten Gründen, häufiger vorkommt, dass Männer unter Tics und Frauen unter Zwangssymptomen leiden, könnte der Phänotyp[1] dieses Gens vom Geschlecht des erkrankten Elternteils abhängen (Müller-Vahl et al. 1997, zit. nach Wittmann, M. 2001: S. 56).

Eine weitere Ursache für das Tourette-Syndrom ist die Erkrankung der Basalganglien (Wittmann 2001: 57). „Es handelt sich dabei um eine Gruppe großer Kerne, die in der weißen Substanz des Vorderhirns unterhalb der Großhirnrinde eingebettet sind." Sie sind mit vielen Regionen der Großhirnrinde in großem Umfang verschaltet. Diese Kerne sind an der „Bewegungskontrolle" beteiligt, für motorische Funktionen verantwortlich und bilden das zentrale Element des „extrapyramidalen motorischen Systems" (Thompson 2001: 304). Die wichtigste Überträgersubstanz der Bestandteile der Basalganglien, die die Informationsweiterleitung von Bewegungsprogrammen steuert, ist Dopamin. Wenn dieser Stoff im Überfluss vorhanden ist bzw. produziert wird, kommt es zum „hyperkinetisch-hypotonen" Syndrom, das durch schnelle und ruckartige Bewegungen gekennzeichnet ist (Wittmann 2001: 57). Außerdem befinden sich 80% aller Dopaminrezeptoren in einem bestimmten Teil der Basalganglien, dem Striatum[2], „deren Überempfindlichkeit eine weitere Ursache der Störung sein könnte. Aufgrund dieser Überempfindlichkeit der Rezeptoren können die hemmenden und steuernden Einflüsse auf den Ablauf motorischer Programme, die in den Basalganglien gespeichert sind und zu denen auch das Striatum gehört, außer Kraft gesetzt werden. Dies lässt sich u. a. aus der guten Wirkung von Dopamin-Rezeptoren-blockierenden Neuroleptika bei der Tic-Unterdrückung schließen" (ebd.: 59).

Im Falle des Tourette-Syndroms „gelingt die automatische Kontrolle von Bewegungen im motorischen Regelkreis nicht, so dass Nervenimpulse unkontrolliert aktiviert werden und eingeübte Bewegungsmuster in Form von Tics nach außen gelangen" (Viert 2005: 26).

Auch Neurotransmitter spielen bei der Ursachenforschung des Tourette-Syndroms eine nicht zu unterschätzende Rolle. Neben dem Dopamin kann auch beim Botenstoff Serotonin ein

---

[1] „Erscheinungsbild eines Organismus als Summe all seiner Merkmale" (Weber et al. 2011: 281)
[2] Corpus Striatum; zusammengesetzt auch Nucleus caudatus und Putamen (Thompson 2001: 19)

Ungleichgewicht entstehen, was wiederum die Symptomatik des Tourette-Syndroms auslösen kann (Rothenberger et al. 2001, zit. nach Wittmann, M. 2001: S. 59).

Darüber hinaus können Veränderungen der Hirnstrukturen zum Tourette-Syndrom führen. Bewiesen wurde diese Annahme durch zahlreiche Test- und Bildgebungsverfahren, die auf Gehirne verstorbener Tourette-Patienten angewendet wurden, bei denen Veränderungen an Teilen der Basalganglien gefunden wurden. Ebenso wurden Auffälligkeiten an der Balkenstruktur[3] entdeckt. Zudem war die „Blutflussrate" in den Basalganglien und im Thalamus[4] deutlich vermindert. Durch das Verfahren der transkraniellen Magnetstimulation[5] konnte außerdem eine nicht ausreichend funktionierende Hemmung der Hirnrinde von einströmenden Impulsen festgestellt werden (Rothenberger et al. 2001, zit. nach Wittmann, M. 2001: S. 60).

2.4. Sprachwissenschaftlicher Aspekt

Das Tourette-Syndrom hat einen nicht unwesentlichen Einfluss auf die Sprache der Betroffenen, insbesondere, wenn vorhanden, durch die vokalen Tics. Nun stellt sich die Frage, an welcher Stelle im Satz Tics auftreten, wenn sie nicht zufällig auftreten (Wittmann 2001: 43). Martindale (1977) machte hierzu einige Untersuchen bei einem Tourette-Kranken und stellte fest, dass die Tics häufig „an syntaktischen Schnittstellen" auftreten, die als Sprechpausen am Beginn und am Ende eines Satzes liegen (Martindale 1977, zit. nach Wittmann M. 2001: S. 43). Sie sind also nicht Teil der syntaktischen Struktur sondern erscheinen zwischen den Sätzen. Und wenn doch ein Tic im Satz auftaucht, dann ist er zwischen Phrasen positioniert (z.B. zwischen Nominalphrase und Verbalphrase) und nicht innerhalb einer Phrase (Wittmann 2001: S. 43). So wird der „Sprechbeginn" also an diesen „syntaktischen Schnittstellen" verzögert bzw. ganz verhindert, was häufig zu der Fehldiagnose Stottern führt (Sulzbach 2015: 29).

Die Länge der Sätze spielt bei der Tic-Häufigkeit auch eine Rolle. Es wurde beobachtet, dass Tics häufiger in langen Sätzen auftreten, als in kurzen. Martindale begründete dies mit der „erhöhten grammatikalischen Koordination und Unterordnung" langer Sätze, die eine

---
[3] „Hauptverbindungsstrang zwischen der Großhirnrinde beider Gehirnhälften" (Thompson 2001: 21)
[4] Ansammlung von Kernen; vor dem Mittelhirn und über dem Hypothalamus liegend; Schaltstation der sensorischen Systeme (Thompson 2001: 17)
[5] „biophysikalisches Verfahren zur nicht-invasiven elektromagnetischen Stimulation des motorischen Cortex beim Menschen" (Zaudig 2005: 443)

Auswirkung auf die Häufigkeit der Tics haben (Martindale 1977, zit. nach Wittmann, M. 2001: S. 43). Daraufhin kam Martindale zu dem Schluss, „dass ungehemmte subkortikale Zentren Tics in den Sprachfluss einwerfen, wenn kortikal basierte Zentren wenig aktiv sind" (Wittmann 2001: 43). Jedoch erscheint dieses Phänomen widersprüchlich, da die Mehrheit der Tic-Patienten einen deutlichen Rückgang der Tics verbuchen kann, sobald sie sich auf etwas konzentrieren. Der Grund für die trotzdem erhöhte Tic-Rate sind zweifelsfrei eben diese „syntaktischen Schnittstellen", die der normale Sprecher mit Füllwörtern (ähm, mmh, und,...) umgehen würde. Beim Tourette-Kranken jedoch ist die Wahrscheinlichkeit des „Durchbrechens" der vokalen Tics durch die kurzen Pausen im Redefluss erhöht (Sulzbach 2015: 29).

3. Fazit

Obgleich das Tourette-Syndrom in den Medien viel präsenter ist, als es vor Jahren noch war, besteht immer noch akuter Bedarf an mehr Information und Aufklärungsarbeit. Gerade im Bereich der Forschung wäre ein verstärkter Umgang mit dem Tourette-Syndrom wünschenswert, da die genaue Ursache und vor allem das verantwortliche Gen bzw. die Gengruppe noch weitestgehend unbekannt sind. Die Medizin sollte sich also intensiver mit dieser Erkrankung auseinandersetzen und vor allem die Einbeziehung der Personen, die im Alltag damit zu tun haben, nicht vernachlässigen. Das sind vor allem Ärzte, Psychologen, Lehrer, Erzieher und Eltern. Diese brauchen mehr Fachliteratur mit wissenschaftlich fundiertem und ausgearbeitetem Wissen, um Tourette-Kranken in angemessener Weise begegnen zu können. Aber auch was die Allgemeinheit angeht, würde eine verstärkte Aufklärung und ein besser aufbereitetes, leichter verständlicheres Informationsangebot zu einem friedlicheren Umgang und einer erhöhten Akzeptanz gegenüber Betroffenen führen. Touretter haben es schon schwer genug ihren Alltag zu meistern. Wenn sie dann noch mit Anfeindungen und Unverständnis in der Öffentlichkeit umgehen müssen, tragen sie schlichtweg eine unzumutbare Last. Vor allem die Symptomatik der vokalen Tics und insbesondere das Phänomen der Koprolalie sollten in der Öffentlichkeit und in den Medien viel mehr thematisiert werden um die Menschen dafür zu sensibilisieren und ihnen zu zeigen, dass ein Tourette-Kranker keine Bedrohung darstellt und schon gar nicht auf Konfrontationskurs ist. Speziell die Annahme, Tourette-Kranke seien geistig behindert, würde bei breiterer Informierung der Gesellschaft gar nicht erst entstehen. All diese Generalisierungen und Pauschalisierungen müssen durch ein Mehr an Aufklärung reduziert werden und im Gegenzug ein größeres Verständnis geschaffen werden. Damit wäre nicht nur Tourette-Kranken, sondern auch ihren Angehörigen geholfen.

Literaturverzeichnis

Chowdhury, U. (2009). Tics und Tourette-Syndrom: Ein Handbuch für Fachleute und Eltern. Tübingen: dgvt-Verlag, 2009.

Hartung, S. (1995). "... sonst bin ich ganz normal." Leben mit dem Tourette-Syndrom. In: Viert, Tina (2005). Leben mit dem Tourette-Syndrom: Psychosoziale Situation und Bewältigungs-strategien exemplifiziert an drei Menschen mit Tourette-Syndrom. *http://www.tourette-syndrom.de/download/lebenmitdemtourettesyndrom_tinaviert.pdf* [Stand: 2.08.2015]

Hartung, S. (1995). "... sonst bin ich ganz normal." Leben mit dem Tourette-Syndrom. In: Wittmann, Michael (2001). Die sprachliche Dimension des Tourette-Syndroms. *http://www.tourette-syndrom.de/download/wittmannmichaeldiesprachlichedimension.pdf* [Stand: 1.08.2015]

Joseph, K. / Rothenberger, A. (2002a). Fragen und Antworten zum Tourette-Syndrom. In: Viert, Tina (2005). Leben mit dem Tourette-Syndrom: Psychosoziale Situation und Bewältigungs-strategien exemplifiziert an drei Menschen mit Tourette-Syndrom. *http://www.tourette-syndrom.de/download/lebenmitdemtourettesyndrom_tinaviert.pdf* [Stand: 1.08.2015]

Joseph, K. / Rothenberger, A. (2002b). Tourette-Syndrom. Ein Leitfaden für Lehrer. In: Viert, Tina (2005). Leben mit dem Tourette-Syndrom: Psychosoziale Situation und Bewältigungs-strategien exemplifiziert an drei Menschen mit Tourette-Syndrom. *http://www.tourette-syndrom.de/download/lebenmitdemtourettesyndrom_tinaviert.pdf* [Stand: 2.08.2015]

Klug, B. (2003). Familienuntersuchung zum Gilles de la Tourette-Syndrom. In: Viert, Tina (2005). Leben mit dem Tourette-Syndrom: Psychosoziale Situation und Bewältigungs-strategien exemplifiziert an drei Menschen mit Tourette-Syndrom. *http://www.tourette-syndrom.de/download/lebenmitdemtourettesyndrom_tinaviert.pdf* [Stand: 2.08.2015]

Kostarellos, C. (2015). Das Tourette-Syndrom: Alles was man darüber wissen muss. Hamburg: Books on Demand, 2015.

Martindale, C. (1977). Syntactic and Semantic Correlates of Verbal Tics in Gilles de la Tourette's syndrome: A Quantitative Case Study. In: Wittmann, Michael (2001). Die sprachliche Dimension des Tourette-Syndroms. *http://www.tourette-syndrom.de/download/wittmannmichaeldiesprachlichedimension.pdf* [Stand: 3.08.2015]

Müller-Vahl, K. R. / Kolbe, H. / Dengler, R. (1997). Gilles de la Tourette-Syndrom – Eine aktuelle Übersicht. In: Wittmann, Michael (2001). Die sprachliche Dimension des Tourette-Syndroms. *http://www.tourette-syndrom.de/download/wittmannmichaeldiesprachlichedimension.pdf* [Stand: 2.08.2015]

Podbregar, N. (2012). Forscher erzeugen Tourette-Ticks bei Gesunden. *http://www.welt.de/gesundheit/psychologie/article110407469/Forscher-erzeugen-Tourette-Ticks-bei-Gesunden.html* [Stand: 1.08.2015]

Rothenberger, A. (1991). Wenn Kinder Tics entwickeln: Beginn einer komplexen kinderpsychiatrischen Störung. In: Viert, Tina (2005). Leben mit dem Tourette-Syndrom: Psychosoziale Situation und Bewältigungs-strategien exemplifiziert an drei Menschen mit Tourette-Syndrom. *http://www.tourette-syndrom.de/download/lebenmitdemtourettesyndrom_tinaviert.pdf* [Stand: 1.08.2015]

Rothenberger, A. (1991). Wenn Kinder Tics entwickeln: Beginn einer komplexen kinderpsychiatrischen Störung. In: Wittmann, Michael (2001). Die sprachliche Dimension des Tourette-Syndroms. *http://www.tourette-syndrom.de/download/wittmannmichaeldiesprachlichedimension.pdf* [Stand: 1.08.2015]

Rothenberger, A. (1995). Was ist ein Tourette-Syndrom? In: Wittmann, Michael (2001). Die sprachliche Dimension des Tourette-Syndroms. *http://www.tourette-syndrom.de/download/wittmannmichaeldiesprachlichedimension.pdf* [Stand: 2.08.2015]

Rothenberger, A. (1996). Tourette-Syndrom und assoziierte neuropsychiatrische Auffälligkeiten. In: Wittmann, Michael (2001). Die sprachliche Dimension des Tourette-Syndroms. *http://www.tourette-syndrom.de/download/wittmannmichaeldiesprachlichedimension.pdf* [Stand: 2.08.2015]

Rothenberger, A. / Banaschewski, T. (2001). Informationen für Eltern und Lehrer: Fragen und Antworten zum Tourette-Syndrom. In: Wittmann, Michael (2001). Die sprachliche Dimension des Tourette-Syndroms. *http://www.tourette-syndrom.de/download/wittmannmichaeldiesprachlichedimension.pdf* [Stand: 1.08.2015]

Rothenberger, A. / Banaschewski, T. / Siniatchkin, M. (2003). Tic-Störungen. In. Viert, Tina (2005). Leben mit dem Tourette-Syndrom: Psychosoziale Situation und Bewältigungs-strategien exemplifiziert an drei Menschen mit Tourette-Syndrom. *http://www.tourette-syndrom.de/download/lebenmitdemtourettesyndrom_tinaviert.pdf* [Stand: 2.08.2015]

Scholz, A. / Rothenberger, A. (2001). Mein Kind hat Tics und Zwänge. Erkennen, verstehen und helfen beim Tourette-Syndrom. In: Viert, Tina (2005). Leben mit dem Tourette-Syndrom: Psychosoziale Situation und Bewältigungs-strategien exemplifiziert an drei Menschen mit Tourette-Syndrom. *http://www.tourette-syndrom.de/download/lebenmitdemtourettesyndrom_tinaviert.pdf* [Stand: 2.08.2015]

Sulzbach, S. (2015). Das Tourette-Syndrom in sprachheilpädagogischem Kontext: Ein Überblick für Lehrer, Erzieher und Eltern. Hamburg: disserta Verlag, 2015.

Thompson, R. (2001). Das Gehirn: Von der Nervenzelle zur Verhaltenssteuerung. Heidelberg: Spektrum Akademischer Verlag, 2001.

Viert, T. (2005). Leben mit dem Tourette-Syndrom: Psychosoziale Situation und Bewältigungs-strategien exemplifiziert an drei Menschen mit Tourette-Syndrom.

http://www.tourette-syndrom.de/download/lebenmitdemtourettesyndrom_tinaviert.pdf [Stand: 1.08.2015]

Weber, H. / Rammsayer, T. (2011). Differentielle Psychologie: Persönlichkeitsforschung. Göttingen: Hogrefe Verlag, 2011.

Wittmann, M. (2001). Die sprachliche Dimension des Tourette-Syndroms.
http://www.tourette-syndrom.de/download/wittmannmichaeldiesprachlichedimension.pdf [Stand: 1.08.2015]

Zaudig, M. u. a. (2005). Therapielexikon Psychiatrie, Psychosomatik, Psychotherapie. Heidelberg: Springer, 2005.

BEI GRIN MACHT SICH IHR WISSEN BEZAHLT

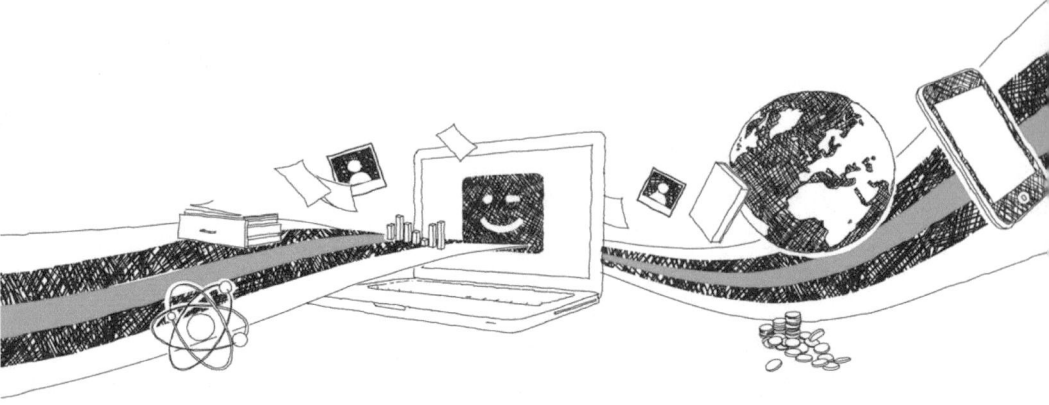

- Wir veröffentlichen Ihre Hausarbeit, Bachelor- und Masterarbeit

- Ihr eigenes eBook und Buch - weltweit in allen wichtigen Shops

- Verdienen Sie an jedem Verkauf

Jetzt bei www.GRIN.com hochladen und kostenlos publizieren

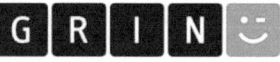